I0070231

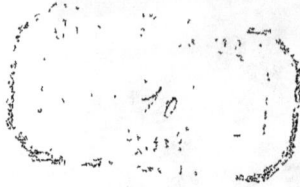

SOCIÉTÉ MÉDICALE D'AMIENS

LA

FIÈVRE TYPHOÏDE

A AMIENS

SES CAUSES, SES REMÈDES

Rapport présenté au Conseil municipal au nom
de la Société médicale d'Amiens

AMIENS

IMPRIMERIE PICARDE

71, RUE FRÉDÉRIC-PETIT, 71

1904

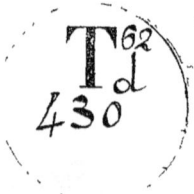

T 62
d
430

SOCIÉTÉ MÉDICALE D'AMIENS

LA
FIÈVRE TYPHOÏDE
A AMIENS
SES CAUSES, SES REMÈDES

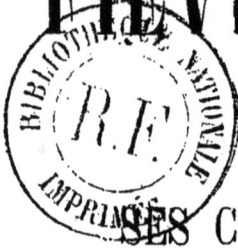

Rapport présenté au Conseil municipal au nom
de la Société médicale d'Amiens

BIBLIOTHÈQUE NATIONALE R.F. IMPRIMÉS

———◁◇▷———

AMIENS

IMPRIMERIE PICARDE

71, RUE FRÉDÉRIC-PETIT, 71

—

1901

Td 62
430

LA

FIÈVRE TYPHOÏDE A AMIENS

SES CAUSES, SES REMÈDES

*Rapport présenté au Conseil municipal au nom
de la Société médicale d'Amiens.*

Messieurs,

Les découvertes immortelles de Pasteur ont introduit dans l'étude des maladies qui peuvent nous atteindre des notions toutes nouvelles. En nous faisant connaître la nature et le mode de développement des infiniments petits qui causent les affections dites '' contagieuses '', Pasteur et ses continuateurs nous ont permis de lutter plus efficacement contre elles.

Dès lors, le groupe des maladies évitables était créé. Il comprend toutes celles dont le microbe ne fait dans notre organisme que des apparitions momentanées comme la la peste, le choléra, la fièvre typhoïde. Il dépend de nous presque absolument de nous en défendre et la mortalité due à ces maladies reculera jusqu'à une limite que marquera seule l'énergie déployée à les combattre.

De ces notions nouvelles a résulté une conception plus complète des exigences de l'hygiène publique. C'est l'honneur du corps médical d'avoir toujours élevé la voix pour indiquer aux pouvoirs publics les réformes nécessaires.

Depuis plusieurs années, la *fièvre typhoïde* fait des apparitions à Amiens avec une régularité inquiétante. L'an dernier deux des nôtres succombaient à cette affection ; l'épidémie de cet été, après avoir soulevé dans le public de légitimes inquiétudes, a décidé la Société médicale d'Amiens à vous soumettre ses observations et ses vœux. Il lui a semblé qu'elle pouvait le faire maintenant sans affoler l'opinion puisque l'épidémie est éteinte, et qu'elle avait le devoir de ne pas attendre une nouvelle série de victimes qui pourraient être autrement nombreuses que celles de cet été.

Et que l'on ne dise pas que le nombre des cas signalés a été insignifiant : les déclarations légales sont faites d'une façon trop irrégulière pour donner une autorité sérieuse aux statistiques du bureau d'hygiène. Rien qu'à l'hôpital, dans l'espace de deux mois, du 10 août au 10 octobre, il est entré cinquante-huit typhiques Si minime que soit d'ailleurs la mortalité attribuée à cette maladie, elle est encore trop grande puisqu'il dépendrait de nous de la supprimer presque entièrement.

En étudiant comment le bacille de la fièvre typhoïde, le bacille d'Eberth, peut pénétrer dans notre organisme, nous en viendrons à incriminer l'*Eau*, les *mauvaises conditions hygiéniques* et la *contagion*. Nous verrons à propos de chacune de ces causes, ce que l'on pourrait faire pour améliorer l'état actuel.

I

Rôle de l'Eau.

« La fièvre typhoïde, dit Brouardel, est le réactif qui « permet de juger la valeur des eaux d'alimentation d'une « ville. »

L'eau d'Amiens devait donc tout d'abord nous sembler suspecte. D'ailleurs l'an dernier, pendant l'épidémie, deux analyses bactériologiques faites dans des laboratoires différents, (et l'une d'elles sur la demande de notre Société) ont démontré qu'à cette époque l'eau était dangereuse et contenait des microbes pathogènes (bact. coli, bac. pyocyanique, bact. putrides). L'un de ces bacilles, presque impossible à distinguer souvent de celui qui cause la fièvre typhoïde est d'autant plus grave qu'il indique une souillure par les matières fécales.

On voit quels dangers feraient courir ces eaux en temps d'épidémie si les selles qui s'y dissolvent à notre insu se trouvaient être celles d'un typhique ou d'un cholérique. L'analyse chimique affirmait à son tour cette contamination par le chiffre élevé des matières organiques qu'on y trouve.

Peut être, depuis lors, d'autres analyses auraient-elles donné des résultats négatifs. Elles ne sauraient infirmer ce fait que l'eau de notre ville est souillée à certaines époques. Elle doit donc toujours être considérée comme dangereuse, puisque rien ne permet de prédire le moment où elle cesse d'être propre à l'alimentation.

Captation. — Une simple visite aux sources Saint-Cyr suffit à prouver le bien-fondé de nos craintes. Il est évident que dès leur émergence les eaux sont souillées : *directement* parce que la source Saint-André, la plus importante de toutes, jaillit au milieu même d'une ferme. Un périmètre dérisoire la protège seul, et par deux fois le chemin des bestiaux enjambe sur un pont de planches mal jointes le chenal qui amène l'eau de la source au réservoir. *Indirectement*, parce qu'au moment du dégel ou des pluies abondantes, les eaux de ruissellement qui glissent à la surface du sol s'écoulent dans les bassins (*).

(*) Les habitants de la vallée connaissent bien ces grandes quantités d'eau qui font brusquement irruption, et qu'ils appellent d'une façon pittoresque des " Eaux sauvages ".

La mince couche de marne argileuse qui sépare la terre de marais du banc de cailloux, et qui est interrompue au niveau du réservoir, y amène d'ailleurs lentement et constamment toute l'eau qui glisse à sa surface ; et ce phénomène se produit peut-être encore plus facilement pendant l'été quand les eaux sont plus basses. Nous pouvons donc dire que les données de l'hygiène condamnent d'une façon absolue le système actuel et que la captation des eaux doit être reprise entièrement.

Réservoirs. — Mais si nous examinons les réservoirs, il est évident qu'ils ont besoin de subir des modifications. Chacun d'eux devrait en effet être divisé tout au moins en deux parties afin de permettre les réparations et le nettoyage que l'on n'a pu faire depuis leur construction pour ne pas priver d'eau toute la ville.

Valeur de la nappe. — Pouvons-nous avoir des données sur la valeur des eaux de Saint-Cyr à leur émergence? Pouvons-nous espérer capter des eaux suffisamment pures ? Non, et les eaux nous sont suspectes dès leur origine, aussi bien si elles sont des eaux superficielles qui ont glissé à la surface de la craie, que si elles viennent des couches profondes. C'est cette dernière opinion qui semble d'ailleurs la plus probable, puisque des tentatives d'épuisement faites aux sources de Pont-de-Metz ont fait baisser considérablement tous les puits profonds du plateau.

Pour qu'une source arrive pure au griffon, il faut que l'eau de surface en passant lentement à travers les couches poreuses du sol ait subi une filtration fine qui la dépouille de tous ses microbes ; il faut d'autre part que la nappe soit restée à l'abri de toute contamination.

Il faut donc, en théorie, aller capter l'eau en un lieu assez éloigné de toute habitation, savoir quel est le périmètre, l'étendue du terrain qui répond à la nappe que l'on a choisie, et le défendre contre toute cause de contamination. Sur cet espace, on cherche quels sont, parmi les trous qui laissent pénétrer l'eau dans le sol, parmi les *bétoires*, celles qui sont filtrantes et celles qui ne le sont pas ; on bouche ces dernières et on détourne l'eau qui y pénétrait pour la conduire aux bétoires qui arrêtent les microbes; on supprime les puits, ou au moins on les surveille pour empêcher toute infiltration superficielle. C'est ce que la ville de Paris a fait pour ses sources de la Vanne et de l'Avre ; mais il faut dire que c'est un système ruineux, qui exige un personnel nombreux, une surveillance de tous les instants : il ne saurait en être question à Amiens.

Par contre, aucune de ces conditions requises pour avoir de l'eau stérile ne se trouve remplie ici. Les plateaux calcaires comme ceux de notre région forment de détestables filtres. Les eaux arrivent au contact du sous-sol, chargées d'acide carbonique qu'elles ont absorbé dans leur passage à travers la terre arable, et elles dissolvent peu à peu la paroi des canaux qu'elles traversent. Elles leur enlèvent ainsi leur pouvoir filtrant et transforment les couches profondes de la craie en une véritable éponge fissurée et crevassée où la nappe circule presque comme dans des tuyaux.

On comprend alors le danger de contamination qui résulte du voisinage de puits situés au-dessus des sources et plongeant dans la même nappe, comme ceux de Pont-de-Metz. La plupart d'entre eux ne sont pas cimentés, et les communications restent toujours faciles avec les eaux superficielles et trop souvent avec la fosse à purin toujours voisine. La distance entre les puits et les sources de Saint-Cyr étant peu étendue, le drainage dans la craie étant rapide, il est à craindre que nous ne retrouvions au point d'émergence les microbes qui auront contaminé la nappe un peu plus haut.

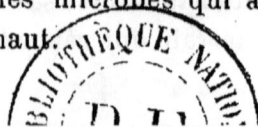

Remèdes. - Que faudrait-il donc faire? Il convient d'éli
miner tout d'abord les mesures incomplètes, telle que la
couverture des bassins, ou l'établissement d'un mur peu
profond autour de ceux-ci. Si économiques que semblent
ces projets, ils sont encore trop chers puisqu'ils sont
inutiles. Ils ne peuvent que donner un dangereux semblant
de sécurité, et reculer l'exécution des travaux nécessaires.

La captation des eaux doit être reprise entièrement
de façon à empêcher le mélange avec les eaux de ruissellement. Il faut creuser jusqu'au griffon, c'est-à-dire jusqu'au
point où l'eau jaillit des terrains étanches, craie ou glaise,
et l'enfermer dès lors dans des conduites qui la protège-
ront contre toute souillure. Ce travail devra être fait
pour la source Saint-André comme pour toutes celles qui
jaillissent du bassin. On augmentera en même temps le
périmètre de protection autour de la source Saint-André.

Après avoir éliminé de la sorte les causes les plus
évidentes d'infection, on demandera à la *filtration* le com-
plément de sécurité nécessaire.

Celle-ci offre en outre le précieux avantage de permettre
de résoudre le problème que créent pour l'avenir l'aug-
mentation de la population et l'insuffisance déjà notoire de
l'eau dont nous disposons.

On peut adopter à Amiens trois procédés différents : le
filtre à sable, la stérilisation par l'ozone, ou encore le
procédé Bergé par le peroxyde de chlore.

- *Le filtre à sable* est utilisé depuis longtemps à Londres
pour la Tamise, à Berlin pour la Sprée, et les eaux du lac
de Tuggel, à Zurich pour celles du lac. Depuis deux ans il
fonctionne à Saint-Maur pour l'épuration de la Marne (1).

---

(1) Nous tenons à remercier ici M. Bechmann, ingénieur en chef du
service des eaux de Paris, pour l'obligeance extrême qu'il a mis à nous
faire profiter de sa haute expérience, et à nous donner toute autorisation
de visiter ce qui pourrait être utile aux travaux de la Commission.

Ce filtre se compose essentiellement de grands bassins qui contiennent une couche de sable fin de 60 à 80 centimètres reposant sur des graviers de plus en plus gros. Les bassins filtrants sont précédés de canaux de décantation que l'on remplace aujourd'hui par un passage à travers plusieurs lits de cailloux de grosseur décroissante.

Ces appareils donnent des résultats bien supérieurs à ce que l'on serait tenté d'attendre de moyens aussi grossiers. C'est qu'en réalité, ce n'est pas le sable lui-même qui filtre, mais bien la couche vivante qui se dépose à sa surface. Aussi, le sable ne forme-t-il une barrière efficace que quand cette couche est suffisante, quand le filtre est *mûr*.

On comprend d'autre part, les dangers de variations brusques ou d'excès de pression qui désorganiseraient cette membrane fragile, et en entraîneraient les débris dans la profondeur. Quand il faut augmenter la pression au delà d'une certaine limite, mieux vaut s'arrêter et renouveler la couche de sable superficielle.

Le *débit* des filtres à sable varie suivant la pureté des eaux filtrées : à Berlin, avec l'eau du lac de Tuggel, la vitesse moyenne est de 2^m40 par 24 heures, tandis qu'avec l'eau de la Sprée, elle n'atteint que 1^m10; et à Zurich, 4^m50 avec l'eau du lac. Le débit est donc proportionnel à la pureté des eaux. Il est probable qu'à Amiens, avec des eaux de sources, nous pourrions obtenir des chiffres analogues à ceux de Zurich. Les filtres *couverts* qui se trouvent à l'abri des impuretés qu'apporte le vent, et où ne se développent pas d'algues, ont un débit de 14 % supérieur à celui des filtres non couverts.

La *durée de leur période*, c'est-à-dire le temps pendant lequel le filtre est apte à fonctionner, est également plus longue. Pour la même eau à Zurich, il a fallu, en une année, renouveler sept fois la couche superficielle des filtres couverts, et neuf fois celle des autres appareils.

Le filtre à sable ne détruit qu'une quantité infime de matières organiques ; il arrête par contre 99 °/₀ des microbes. Mais, bien que l'on ne puisse arriver à une stérilisation absolue, et que l'eau fournie par le filtre soit d'autant plus pure que l'eau d'alimentation l'est elle-même, il résulte d'examens hebdomadaires faits à Saint-Maur depuis 1898, que les bacilles pathogènes (le bac. coli entre autres), sont tués dans le filtre ; et les bactéries vulgaires, plus résistantes, se retrouvent seules à la sortie.

Les filtres à sable, ont l'*inconvénient* d'exiger une superficie assez étendue aussi bien pour les filtres eux-mêmes que pour les bassins de décantation, d'autantqu'il y en a toujours une partie hors d'état de fonctionner, soit par suite d'avarie, soit parce que le filtre n'est pas « mûr ».

On pourrait encore ajouter qu'ils exigent une surveillance rigoureuse et sont d'un maniement assez délicat, qui a besoin d'être contrôlé scientifiquement. Mais ces derniers inconvénients sont dans une ville comme la nôtre de relativement peu d'importance.

La *stérilisation par l'ozone* donne des résultats théoriques parfaits. Ce gaz oxyde d'abord les matières organiques et détruit ensuite les microbes. C'est donc un procédé d'autant plus pratique et plus économique que l'eau contient moins de matières organiques: le poids des microbes de l'eau la plus souillée ne représentant jamais qu'une fraction infinitésimale. Malgré les différents appareils qui ont été inventés dans ce but, la difficulté du système est d'établir un contact intime entre l'eau et l'ozone.

Les expériences ont d'ailleurs donné des résultats contradictoires. Si celles qui ont été faites à Lille ont paru concluantes, l'essai qui a déjà été fait à Paris sur de l'eau de Seine n'a pas été satisfaisant.

Le procédé va de nouveau être tenté à l'usine d'Ivry sur l'eau qui a traversé le filtre à sable. Il faut remarquer qu'à

Amiens on opérerait sur de l'eau de source, c'est-à-dire dans des conditions bien supérieures.

Le système soulève une autre objection : n'y a-t-il aucun inconvénient à s'alimenter avec de l'eau chargée d'un excès d'oxygène ? Cette eau prise accidentellement est certainement inoffensive. Il est encore difficile d'affirmer d'une façon absolue qu'il en sera de même quand on en fera un usage constant.

Enfin un dernier procédé fonctionne à Ostende depuis trois mois. Il est dû à un ingénieur belge, M. Bergé, et s'appuie sur les propriétés oxydantes du *protoxyde de chlore.* Il va prochainement être appliqué à Lectour. Il a donc sur le précédent l'immense avantage de nous permettre de nous appuyer sur l'expérience d'autrui : les rapports sur son fonctionnement, qui ne tarderont pas à paraître, pourront donner des renseignements précieux

II.

Mauvaises conditions hygiéniques.

La Société médicale pouvait en outre incriminer d'autres facteurs dont l'action nuisible est évidente : saleté des rues, insalubrité des logements.

Voirie. — Puisque l'eau est malheureusement trop rare à Amiens pour permettre de laver les rues comme il le faudrait, du moins serait-il à souhaiter que l'on imposât aux habitants comme à Paris et dans certaines villes de province, l'usage de la *poubelle.*

Logis insalubres. -- Une bonne partie du vieil Amiens est formée de maisons mal aérées, surpeuplées et souvent notoirement insalubres. S'il ne dépend pas du Conseil municipal de déterminer l'exode de la population vers les quartiers plus sains, du moins faudrait-il demander une surveillance sévère.

Deux autres facteurs viennent encore s'ajouter à l'insalubrité des rues qui bordent les bras de la Somme : l'usage de la rivière comme fosse d'aisance, et l'emploi de cette même eau pour les usages domestiques. Aussi, ces quartiers ont-ils été frappés de préférence par l'épidémie.

Presque toutes les maisons d'Amiens sont pourvues de fosses non étanches : on en arrive à infecter entièrement le sous-sol de notre ville, au risque de voir un jour apparaître de terribles épidémies. On contamine ainsi indirectement les rivières qui la traversent quand on ne le fait pas d'une façon directe comme on peut le voir dans toutes les rues du quartier Saint-Leu. Chaque maison y jette des matières qui vont souiller les berges un peu plus bas.

Cette même eau sert pourtant à laver le sol et le linge ; on y nettoie les légumes avant de les vendre au marché.

Pour lutter contre ces diverses causes d'infection, on obligerait les propriétaires à construire des fosses étanches, on interdirait absolument d'utiliser dans ce but les bras de la Somme.

Il a semblé à la Société qu'on pourrait exiger que la Commission des logements insalubres se réunit à dates fixes, tous les mois par exemple, pour étudier les plaintes qui lui seraient adressées. Elle serait complétée par une Commission permanente d'assainissement formée d'un médecin, un architecte et un commissaire de police, qui, d'office lui signaleraient les maisons défectueuses.

Des affiches courtes avertiront les habitants du danger qu'il y a à se servir de l'eau des bras de la Somme pour les usages domestiques, et on supprimera partout les escaliers qui permettent d'avoir accès à la rivière.

III

Contagion.

Enfin il est des cas où la contagion n'est pas douteuse ; et nous avons observé des épidémies de rues ou de famille. Un service de désinfection organisé d'une façon plus complète permettra de les éviter.

On désinfecte actuellement seulement après décès et sur la demande de la famille. C'est insuffisant et ce n'est certainement pas répondre aux intentions de la loi qui a exigé de nous la déclaration des maladies contagieuses dès que notre diagnostic est établi.

Sitôt ce bulletin reçu au bureau d'hygiène, on enverrait à la famille des instructions élémentaires. On y recommanderait l'usage de sublimé salé (1 pour 10000 avec 2 gr. de sel par litre) pour le lavage de la figure et des mains, et la désinfection des linges ; celui du chlorure de chaux fraîchement préparé (30 p. 100) pour les selles et les fosses d'aisance.

On préviendrait la famille que dès que la maladie sera terminée, il suffira d'avertir le bureau d'hygiène, pour que l'on désinfecte immédiatement habits, matelas et couvertures par l'étuve à pression, et le logement par le sublimé.

Aux indigents et aux habitants peu fortunés, on distribuera sur leur demande un bon leur donnant droit chez les pharmaciens de la ville aux antiseptiques indiqués plus haut et on leur fera remise des frais de désinfection.

Bien qu'aucune loi ne rende actuellement la désinfection obligatoire, nous avons la certitude que ces mesures proposées d'office seraient presque toujours acceptées et que leur usage en se généralisant diminuerait bien vite le tribut que notre ville paie chaque année aux maladies contagieuses. Elles auraient d'ailleurs toujours l'appui du médecin de la famille : conscient de sa responsabilité, il mettrait à faire les déclarations légales une régularité que l'on ne saurait exiger de lui quand elle n'a d'autre but que de faciliter le jeu innocent des statistiques.

En résumé, la Société médicale propose :

1º De faire le captage des eaux en augmentant le périmètre de protection au point d'émergence ;

2º Vérifier la canalisation et diviser tous les réservoirs pour permettre le nettoyage ;

3º Etablir un procédé de filtration ou de stérilisation ;

4º Usage de la poubelle ;

5º Surveillance des logis insalubres par une commission permanente. — Exiger l'étanchéité des fosses d'aisances et interdire d'infecter les bras de la Somme ;

6º Suppression des escaliers qui aboutissent à la rivière. Faire savoir par des affiches courtes les dangers qu'il y a à en utiliser l'eau pour les usages domestiques ;

7º Compléter le service de la désinfection.

Parmi les réformes que nous proposons, les unes n'exigent aucun frais, d'autres au contraire grèveront plus lourdement notre budget. Elles nous semblent pourtant indispensables pour mettre les conditions d'hygiène de notre ville en harmonie avec les exigences de la science moderne.

La Société médicale s'estimera heureuse, si en publiant ce rapport, en apportant au conseil municipal l'appui de son autorité scientifique, elle a pu l'aider à accomplir son devoir pour le plus grand bien de la cité.

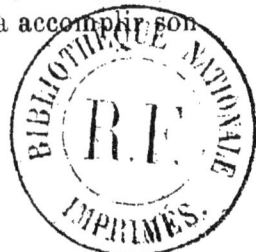

Amiens.   Imprimerie Picarde.

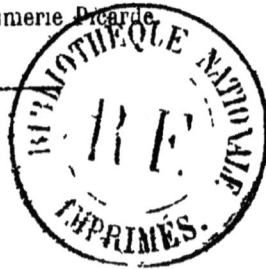

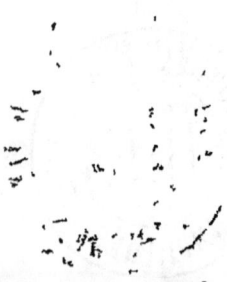

BIBLIOTHÈQUE NATIONALE
R F
IMPRIMÉS

www.ingramcontent.com/pod-product-compliance
Lightning Source LLC
Chambersburg PA
CBHW050451210326
41520CB00019B/6161